DIETA

METABOLICA

Il dottore del futuro non darà medicine,

ma invece motiverà i suoi pazienti ad avere cura
del proprio corpo,

alla dieta, ed alla causa e prevenzione della
malattia".

Cit. Thomas Alva Edison

PREMESSA...5

INTRODUZIONE 8

   COS'E' IL METABOLISMO 8

   Metabolismo Basale, Totale ed Energetico .13

LA DIETA METABOLICA 18

   COME MANGIARE CON LA DIETA
METABOLICA..24

TABELLA ALIMENTI DIETA METABOLICA.........31

   Menù giornaliero della fase di scarico e carico
....31

I PRO E I CONTRO DELLA DIETA METABOLICA .34

IL PARERE DEI NUTRIZIONISTI 41

I SEGNI DEL METABOLISMO LENTO 46

COME AUMENTARE IL METABOLISMO 53

IMPARA A CONOSCERE IL TUO METABOLISMO
....62

COME CONTRASTARE L'EFFETTO YO – YO 70

CONCLUSIONE..79

Cari lettori e lettrici,

In questo e-book ci inoltreremo nel mondo della dieta metabolica. Al mondo esistono diversi tipi di diete, la dissociata, la proteica, la dieta crudista, la dieta macrobiotica, la dieta a zona, la dieta mediterranea ecc., chi ne ha più ne metta. Quelle che ho elencato sono le diete più conosciute, più attuali. Sicuramente avete qualcuno di voi ha provato una di queste diete. Tirando le somme nessuna di queste diete, magari, non ha dato i risultati sperati, e se li avete ottenuti, poco dopo vi ritrovate a riprendere i chili che avete già perso, più altri kg

abbondanti. Trovare la dieta perfetta per il
nostro corpo è davvero una vera impresa. Una
dieta può andare bene per noi ma ciò non
attesta che può essere adatta anche a un'altra
persona. Ogni fisico è diverso a se, ogni
metabolismo è diverso dall'altro. Il corpo
umano varia al variare della persona. Sì
abbiamo tutti le mani, abbiamo i piedi, abbiamo
una testa, e abbiamo delle gambe e braccia.
Cambia la nazionalità, cambia il colore della
pelle, cambia la voce; ogni corpo è diverso. Ma
la nostra attenzione non si sofferma sulle
articolazioni, riguarda il proprio metabolismo.
Ogni persona ha un metabolismo diverso, che
può essere lento o veloce. Il metabolismo in
questo e-book sarà il protagonista,

accompagnato dalla dieta metabolica, una dieta volta a migliorare il nostro metabolismo, e velocizzarlo nel caso in cui esso sia lento. Vedremo come funziona questo tipo di dieta, quali sono i benefici tratti dal suo utilizzo e perché usare la dieta metabolica.

Analizzeremo la dieta metabolica, elencando una serie gli schemi da seguire per la sua riuscita, individuando il motivo per cui questa dieta può essere usata da qualsiasi individuo, salvo eccezioni di particolare situazioni. La dieta metabolica si classifica tra le diete più attuate, in quanto è l'unica che dopo la perdita di peso, mantiene nel tempo i risultati raggiunti. Adesso è ora di mettersi a dieta, dunque buona lettura.

COS'E' IL METABOLISMO

Prima di affrontare la tematica della dieta metabolica, è importante capire e conoscere Cos'è il metabolismo. Senza il metabolismo saremo tutti ciccioni e obesi, non per questo una delle cause del sovrappeso e dell'obesità è proprio il cattivo funzionamento metabolico. La parola metabolismo deriva dal greco "metabolè" ossia cambiamento. Consiste in una trasformazione chimica di una sostanza in qualcos'altro. Funziona un po' come la trasformazione cellulare dello zucchero in energia, anche in questo caso avviene un metabolismo. Esso rappresenta l'insieme delle reazioni chimiche che avvengono nel nostro organismo, per trasformare il cibo ingerito, in energia necessaria alle cellule del nostro corpo. Energia che verrà utilizzata per far funzionare le nostre cellule e mantenersi in vita.

Queste reazioni chimiche metaboliche avvengono continuamente nel nostro organismo, attraverso due processi: il catabolismo e anabolismo.

Il catabolismo viene chiamato metabolismo distruttivo, perché va a scomporre le molecole che sono state introdotte attraverso il cibo, in molecole più facili da utilizzare dal nostro organismo. Le macromolecole come i lipidi, le proteine, carboidrati, le vitamine, sali minerali ed altre sostanze. Vengono scomposte per produrre energia. Saranno disgregate in molecole più semplici, le quali svolgeranno altre funzioni oppure verranno riciclate.

L'anabolismo, elabora le parti riciclate dando loro una funzione di riserva energetica. In sostanza l'anabolismo ha il compito di far crescere organi e tessuti e di ripristinarli in caso questi vengano distrutti. Si tratta di un semplice ricambio o di immagazzinare le molecole e depositarle. Le riserve energetiche create dal nostro metabolismo, faranno in

modo che esista sempre una quantità di energia
sufficiente, in modo da poter affrontare gli
sforzi, consentendo alle cellule il loro sviluppo
in modo corretto, immagazzinando e
ottimizzando l'energia che potrà servirsi di loro
in futuro.

 Il metabolismo ha un ruolo molto importante
nella nostra salute, tra cui la gestione del peso
corporeo. Esso ha un ruolo fondamentale per
determinare il tipo di dieta da seguire, l'attività
fisica da fare, in modo da poter raggiungere il
peso forma desiderato. Dunque senza
metabolismo non riusciremmo a gestire il
nostro peso, non riusciremo a gestire le nostre

energie, e non daremo nuova vita alle nostre

cellule. Senza metabolismo non c'è vita.

Quando trovate la sigla BRM, si fa riferimento a ciò che l'organismo consuma nello stato di riposo assoluto, più precisamente il metabolismo basale. Esso rappresenta la quantità minima di energia necessaria al soggetto sveglio, non in totale stato di riposo, per mantenere le proprie funzioni vitali. Di solito viene calcolato dopo un digiuno di almeno 12 ore è in un momento di relax sia fisico che psicologico. Il consumo energetico in un soggetto adulto sano e sedentario, rappresenta circa il 65- 75% del totale. Questo viene attribuito in particolar modo alla massa magra, ossia i muscoli e gli organi interni, in particolare cervello, fegato e reni. Di solito negli uomini, la massa magra è maggiore rispetto alle donne. Ovviamente questo varia da persona a persona. Ciò significa che, se due soggetti ingeriscono la stessa quantità di calorie, uno dei due tenderà comunque a ingrassare di più rispetto all'altro. Questo avviene perché il metabolismo basale e determinato geneticamente da alcuni fattori: sesso, età (in età avanzata è più lento rispetto all'adolescenza), e fattori ormonali che caratterizzano le fasi della vita. Infatti lo squilibrio ormonale è uno dei fattori maggiori di obesità e sovrappeso.

Il Metabolismo totale indica il consumo totale delle energie di un soggetto, dato dalla somma del metabolismo basale più l'attività fisica compiuta. In alcune situazioni particolari (gravidanza, malattie, allattamento) il metabolismo può avere dei cambiamenti o meno. In gravidanza ad esempio il metabolismo rimane stabile nel primo trimestre, aumentando man mano che la gestazione va avanti, fino a raggiungere il 22%, negli ultimi tre mesi di gestazione, mentre nel periodo dell'allattamento si ferma al 6%. Questo avviene perché i processi metabolici della madre diventano accelerati, dati dalla presenza del piccolo che cresce, dunque il corpo materno brucia le energie.

Il metabolismo energetico viene determinato dalle attività fisica che si svolge e dalla termogenesi indotta dagli alimenti. Questo è dato dal lavoro che compiamo per un semplice spostamento, per fare i movimenti, e il consumo energetico necessario per la digestione. Il metabolismo energetico, rappresenta una percentuale di consumo minore rispetto a quella del metabolismo basale, a meno che vi sia un'attività sportiva molto intensa che lo fa aumentare. Tutte le attività fisiche hanno un costo energetico che va ad incidere sul nostro fabbisogno calorico giornaliero. Per valutare il metabolismo energetico bisogna tenere presenti alcuni

fattori: costo energetico dato dalle attività
fisica, il tempo necessario per svolgere le
attività e le dimensioni dell'individuo che svolge
l'attività. Per questo motivo possiamo supporre
che da una attività fisica di bassa intensità o di
breve durata il corpo assumerà in eguale misura
l'energia di cui necessità dai grassi e dai
carboidrati. Quando invece l'attività fisica è di
basta intensità, ma di lunga durata, circa un'ora,
il corpo consuma maggiormente i grassi,
coprendo la richiesta energetica quasi al 80%.

LA DIETA METABOLICA

Essere informati sul significato di metabolismo è un concetto davvero importante, per poter capire e comprendere il funzionamento della dieta metabolica. Adesso andremo ad esaminare la modalità di andamento della dieta metabolica, constatando se è soltanto una delle tante diete che vanno di moda, oppure e la dieta dei nostri sogni, con la quale finalmente riusciremo a perdere peso, con effetto duraturo nel tempo. La dieta metabolica è un regime alimentare ideato dal dottor Mauro Di Pasquale, medico canadese di origini italiane. Una dieta che si è manifestata negli ultimi anni, promettendo risultati eccezionali in brevissimo tempo, sostenuta da una serie di studi scientifici che attestano la sua efficacia. Ma come funziona la dieta metabolica? Immaginiamo che il nostro corpo sia una macchina che funziona sia a benzina (carboidrati), sia a metano (grassi). Purtroppo lo stile di vita di oggi, porta il nostro organismo a utilizzare esclusivamente i carboidrati Utilizzando solo benzina (carboidrati), accumuleremo del metano: i grassi. In questo modo il dimagrimento appare molto lontano. Per far funzionare al meglio la nostra macchina abbiamo bisogno di un po' di benzina (carboidrati); una quota che varia da individuo a individuo. La dieta metabolica, vuole ottenere l'obiettivo di cambiare il nostro metabolismo in poco tempo, facendo così perderemo peso velocemente, mantenendo i risultati a lungo termine. La dieta metabolica segue un suo principio. Una dieta povera di calorie e carboidrati, fa sì che l'organismo vada a consumare i grassi. In tal modo si va a creare una sorta di shock all'organismo, il quale verrà spinto a bruciare i grassi, per creare l'energia necessaria, senza indebolirsi o soffrire la fame. Come si inizia questa dieta? Per prima cosa bisogna assolutamente seguire un periodo di prova, fondamentale per scoprire la quantità di carboidrati necessari e per ottimizzare il funzionamento del nostro organismo. Questa fase dura circa 4 settimane, caratterizzata da una drastica diminuzione dell'apporto

glicemico. Gli zuccheri scenderanno è
bisognerà fare i conti con alcuni effetti
collaterali (stanchezza, nausea, mal di testa
ecc.). In questa prima fase il piano alimentare è
strutturato in questo modo: vi saranno 12 giorni
di scarico, con carboidrati e tanti grassi, seguito
da due giorni di carico: solo assunzione di molti
carboidrati, + 12 giorni di scarico, + 2 giorni di
carico, per un totale di 28 giorni. In questo
modo l'organismo imparerà a bruciare i grassi
per soddisfare le proprie richieste energetiche.

Se durante la fase di scarico vi sentite particolarmente stanchi, tale dieta prevede una serie di soluzioni in base al tipo di sintomi manifestati. La soluzione che accomuna tutte, prevede un aumento graduale dell'apporto di glucosio. Aumentando i livelli di glucosio spariranno gli effetti indesiderati. Proprio in questo motivo, il soggetto dovrà affrontare il periodo di prova iniziale, per trovare la giusta quantità di carboidrati da consumare quotidianamente. Finita la prima parte, si passa alla seconda fase.

Nella seconda fase della dieta metabolica, l'organismo è diventato una macchina brucia grassi. Per mantenere la particolarità di questa dieta, bisogna far seguire nei primi 5 giorni di scarico altri 2 giorni di ricarica. Nei 5 giorni di scarico verrà mantenuta la ripartizione calorica che abbiamo trovato con successo durante la fase di prova. La stessa cosa vale per la fase di carico. Una volta capito il quantitativo di carboidrati necessario per il vostro organismo, potete passare a questa fase, altrimenti rimanete ancora alla prima fase non abbiate fretta, il vostro organismo ha bisogno di abituarsi al nuovo tipo di alimentazione.

Per iniziare una dieta metabolica è importante conoscere il proprio fabbisogno giornaliero. Questo è un concetto che non dovete mai perdere di vista. Come ogni dieta, anche la dieta metabolica deve essere seguita alla lettera, senza esagerare troppo.

Cosa si mangia con la dieta metabolica? E come si mangia?

Innanzitutto è fondamentale ripartire i pasti in: colazione, spuntino, pranzo, spuntino, e cena.

Suddividere la giornata in cinque pasti al giorno, tra cui vi siano gli spuntini. Questo permette di attivare al meglio il metabolismo. Nella dieta metabolica i cibi grassi e proteici, si possono consumare a volontà senza conteggiare le calorie o i grammi. Dunque via libera a uova, manzo, pollo, pancetta, salsicce, pesce grasso, come: salmone, tonno e sgombro; burro, maionese, latte, yogurt, e formaggi di vario genere. Di solito nelle classiche diete si tende ad eliminare i grassi, in questa dieta possono essere mangiati pure in grandi quantità. Personalmente, tale processo non lo trovo particolarmente salutare per il nostro benessere. Assunzioni di grandi quantità di grasso, a mio parere possono portare a lungo andare ad ingrassare, portando una serie di problematiche a livello fisico. A mio parere un'alimentazione sana, deve contenere i grassi, come deve contenere le proteine, cercando di non esagerare con le quantità. E questo non lo dico io ma lo dice la scienza. Chiusa parentesi torniamo alla dieta metabolica. In questa dieta, vi è una piccola quantità di dose di carboidrati che sono concessi: pane, pasta, riso, orzo, cous cous, cracker, fette biscottate, biscotti o gallette. La frutta secca si può consumare tranquillamente, mentre bisogna limitare la frutta fresca e la verdura, in quanto contiene carboidrati.

COSA MANGIARE	CARBOIDRATI DA MANGIARE IN PICCOLE QUNITA'
UOVA	PANE
MANZO	PASTA
POLLO	RISO
PANCETTA E SALSICCIE	ORZO
MORTADELLA	QUINOA
WURSTEL	COUS COUS
PROSCIUTTO CRUDO	CRACKER
PROSCIUTTO COTTO	FETTE BISCOTTATE
BRESAOLA	BISCOTTI
TONNO	GALLETTE

	30 GR DI CARBOIDRATI DA ALIMENTI RAFFINATI CORRISPONDONO A :
SALMONE	
SGOMBRO	30 GR DI PANE BIANCO
LATTE INTERO	35 GR DI RISO BIANCO
YOGURT INTERO	38 GR DI ORZO PERLATO
FORMAGGI VARI	45 GR DI QUINOA
FRUTTA SECCA	35 GR DI COUS COUS
FRUTTA FRESCA (QUELLA MENO DOLCE)	5 GALLETTE
OLIO EXTRAVERGINE DI OLIVA	5 CRACKERS SALATI
BURRO	6 CRACKERS A BASSO CONTENUTO DI GRASSI

MAIONESE	6 BISCOTTI NORMALI
	30 GR DI CORN FLAKES
	35 GR DI MUSLEI CON MACCIOLE E FRUTTA SECCA
	5 FETTE BISCOTTATE
	30 GR DI CARBOIDRATI RICAVATI DA ALIMENTI INTEGRALI CORRISPONDONO A:
	60 GR DI PANE INTEGRALE
	35 GR DI RISO INTEGRALE
	48 GR DI PASTA INTEGRALE
	43 GR DI PASTA DI KAMUT

	7 CRACKERS INTEGRALI
	5 FETTE BISCOTTATE INTEGRALI

TABELLA ALIMENTI DIETA METABOLICA

Menù giornaliero della fase di scarico e carico

Per darvi una idea inquadrata della dieta metabolica, vi descrivo un breve menù giornaliero, che potreste seguire per intraprendere il cammino verso il mondo della dieta metabolica.

MENU' GIORNALIERO FASE DI SCARICO

Colazione: latte intero, uova, frutta secca.

Spuntino mattino: frutta secca o fresca.

Pranzo: carne di manzo con verdure condite con olio extravergine di oliva, frutta secca.

Merenda: Yogurt intero.

Cena: salmone con verdure cotte, frutta secca.

MENU' GIORNALIERO DELLA FASE DI CARICO

Colazione: latte intero, fette biscottate con marmellata.

Spuntino: frutta secca o fresca.

Pranzo: pasta al pomodoro o burro e
parmigiano.

Merenda: Yogurt intero.

Cena: pesce con verdure e una fetta di pane.

I PRO E I CONTRO DELLA DIETA METABOLICA

Come tutte le diete, la dieta metabolica deve essere seguita in modo accurato e con molta attenzione. Con le diete non si scherza, in particolar modo con la dieta metabolica. Tale dieta utilizza un meccanismo di equilibri, a cui bisogna prestare molta attenzione, per evitare che il corpo possa risentirne e avere degli effetti collaterali. Esistono diversi aspetti positivi sulla dieta metabolica, ma ahimè, quelli negativi sono maggiori. Vediamoli insieme:

Dimagrimento rapido: è una conseguenza positiva della dieta metabolica un dimagrimento rapido è immediatamente visibile, questo mi farà apprezzare di più la dieta. Eseguire in modo corretto la dieta metabolica mi permette di perdere peso in modo molto rapido. Parliamo di una perdita di peso di circa 5 kg in un solo mese di dieta.

Aumento massa magra: altro aspetto positivo della dieta metabolica è l'aumento della massa magra. Se seguirete questo regime alimentare, aiuterete a modellare il vostro corpo. Modellando la massa muscolare, e aumentando la massa magra a discapito di quella grassa.

Accelerazione del metabolismo: Questa è una caratteristica che in realtà non riusciamo a vedere. È una caratteristica invisibile della dieta, ma molto utile. Questo metodo nutrizionale andrà a riattivare il metabolismo lento, aiutandolo a funzionare in modo corretto. Ciò porterà dei benefici non soltanto a livello fisico ma anche a livello salutare.

Comodità: la dieta metabolica è una dieta facile da seguire, non comprende conteggi di calorie ho particolari menù difficili da elaborare a casa e fuori casa.

Tutto sommato la dieta metabolica ha abbastanza pregi. Pregi per i quali vale la pena provare questo metodo nutrizionale. Però sappiamo che per ogni pregio presente vi sono anche dei contro.

Problemi al sistema cardiovascolare: accrescere l'apporto di proteine può scaturire il problema del colesterolo. Il suddetto aumento può portare a rischio di infarti o problemi alla circolazione.

Malessere generale: questa alimentazione può portare la sensazione di nausea, difficoltà digestive, stanchezza cronica, mal di testa e anche insonnia. Sono una serie di malesseri che si presentano, per una dieta metabolica eseguita in modo errato. Per questo è

importante seguire bene la fase di prova, per capire non solo l'apporto calorico giornaliero necessario per il vostro corpo, ma se potete sostenere questo tipo di alimentazione.
Bisogna sempre testare.

Danni al fegato e ai reni: come abbiamo già detto, la dieta metabolica andrà a creare un vero e proprio shock al nostro organismo. Tale shock potrebbe provocare danni al fegato e reni, se la dieta metabolica non è accuratamente seguita da un nutrizionista esperto. Quello che vi dico è di non prendete mai iniziative, ma affidatevi sempre a dei professionisti e, fatevi seguire in modo da non incorrere in inutili danni fisici. No al fai da te!

38

Troppi grassi: questo tipo di dieta propone un apporto esagerato di grassi e proteine contenuti nei formaggi, nella carne grassa e nei condimenti, come burro e maionese, con le uova a seguire. L'apporto proteico è importante per il nostro organismo, però deve rimanere sotto certi livelli.

Povera di fibre: Sì, purtroppo la dieta metabolica è molto povera di fibre. Quindi se avete problemi intestinali o di evacuazione, sicuramente questa non è una dieta che fa al caso vostro. Potete inserire più fibre nel piano alimentare. Chi ha ideato questa dieta consiglia un consumo moderato degli alimenti contenenti le fibre, perché anche essi sono considerati alimenti che contengono carboidrati. In genere il corpo ha bisogno di consumare almeno dalle 3 alle 5 porzioni al giorno di fibre. E dall'altro lato una dieta ricca di frutta e verdura potrebbe limitare anche i danni di una dieta troppo ricca di proteine e grassi. In sostanza questa dieta è abbastanza equilibrata, presenta un problema di fondo che c'è sempre in tutte le diete alla moda, quello di non comunicare una corretta educazione alimentare mostrando un regime ipocalorico da sostenere dove la ripartizione non è assolutamente equilibrata.

IL PARERE DEI NUTRIZIONISTI

Dato il numero elevato di controindicazioni di questa dieta, ho deciso di intraprendere una ricerca, cercando di mettere insieme un misto di pareri da parte di professionisti del settore della nutrizione.

Alcuni Biologi nutrizionisti sostengono: "questo protocollo alimentare evidenzia una riproposizione di dieta chetogenica. La bassa assenza di carboidrati nella nostra alimentazione, fa sì che il corpo utilizzi altre forme di energia, differenti, i così detti corpi "chetonici". I corpi chetogeni, discendono dalla

abiezione del grasso nel nostro corpo, il quale è
in grado di utilizzarli come una fonte di energia
di scorta. I grassi da cui vengono ricavati i corpi
chetonici, sono derivanti da quelli ingeriti,
dunque vedremo un dimagrimento con effetto
visivo, dovuto alla mancanza di ritenzione
idrica. I grassi da cui vengono ricavati i corpi
chetonici, sono derivanti da quelli ingeriti,
dunque vedremo un dimagrimento con effetto
visivo, dovuto alla mancanza di ritenzione
idrica. La produzione di queste molecole
avviene in modo continuo, in piccole quantità.
Per poterle utilizzare come fonte primaria di
energia sono necessari dai 6 e 7 giorni di
mancata introduzione di carboidrati, tempo che
varia da persona a persona. Per diminuire la

massa grassa o si va in deficit calorico o si aumentano le calorie. Non esiste un'alimentazione mirata al dimagrimento in cui tutti possono consumare quantità anche molto alte di macronutrienti, che porta effettivamente alla perdita di massa grassa".

"Le diete con basso tenore di fibre, porta l'effetto collaterale della stitichezza. Le verdure, sono una parte importante dell'alimentazione e non devono essere mai eliminate. Non tutte le verdure vanno bene per il nostro scopo. Dobbiamo introdurre le verdure giuste. I finocchi, i cetrioli, le verdure a foglia, hanno il via libera. Invece bisogna stoppare le carote, i peperoni e i pomodori. La positività di questa dieta, quello che spinge a provarla e la sua comodità. Ma tale comodità può creare delle cattive abitudini alimentari. Può essere utilizzata per aumentare il nostro metabolismo; questo è il segreto del dimagrimento, ma va utilizzata per brevi periodi, per poi tornare al normale regime alimentare. Quello che bisogna evitare totalmente è abusare di strumenti alimentari particolari. L'organismo si adatta molto facilmente alla tipologia di alimentazione, bloccando il dimagrimento. Se all'inizio i benefici non tardano ad apparire, dopo, rimarremo bloccati in una trappola alimentare, creata proprio da noi".

Quello che voglio farvi notare è: qualsiasi dieta,

metabolica o meno, deve essere sempre seguita

da qualcuno che sia specializzato in

quest'ambito, quindi non fate mai da soli

questo tipo di scelte importanti

I SEGNI DEL METABOLISMO LENTO

Quante volte vi siete ritrovati in quella situazione di continua prova di miriadi di diete, senza ottenere nessun risultato. Allora decidete di provare un'altra. Passate di dieta in dieta, privandovi dei piaceri della tavola, cercando di non cadere in tentazione, ma il risultato non cambia. Anzi, è probabile che la bilancia segni altri chili in più. A questo punto nella vostra mente riaffiorano dei pensieri, dei dubbi e delle domande. Ma non è che il problema sono proprio io? Vuoi vedere che il problema è proprio il mio metabolismo? Molto probabilmente è così.

 Se fai parte di quella cerchia di persone che ingrassa facilmente e non riesce a perdere peso, anche mangiando poco, potresti essere vittima del metabolismo lento. Cos'è il metabolismo lento? Il metabolismo lento rappresenta una lentezza del nostro organismo nel compiere operazioni di scomposizione per ottenere delle molecole complesse ad altre più semplici e viceversa. Al mondo esistono persone che sono già geneticamente predisposte ad avere un metabolismo lento, oppure hanno delle malattie, come l'ipertiroidismo, il quale non fa altro che rallentare il metabolismo. Questo disturbo si può manifestare attraverso una serie di sintomi. Vi mostro una serie di sintomi in modo da poter valutare voi stessi, se può esserci una somiglianza alla vostra condizione. Ovviamente vi ricordo sempre, che è importante non fare diagnosi fai da te, affidatevi sempre ad uno specialista o al vostro medico di famiglia. Questo elenco vi aiuterà a scoprire se può esserci una familiarità con questa problematica, e in tal caso poter contattare il medico per maggiori approfondimenti.

Il primo sintomo è la difficoltà a dimagrire: se sei una persona che mangia poco ma allo stesso tempo non riesce a dimagrire, questo può essere causato dal tuo metabolismo lento. Il

metabolismo lento è una sorta di circolo
vizioso. Mangiare meno non ti aiuta a risolvere
il problema; ridurre le calorie ingerite non
aiuterà il tuo organismo, ma esso risponderà
bruciando ancora meno calorie, rallentando
ulteriormente il metabolismo. Se vuoi
migliorare la situazione, può essere utile fare
dei piccoli pasti in modo frequente, questo sarà
in grado di riattivare il tuo metabolismo. Altro
sintomo è la spossatezza costante: chi soffre di
metabolismo lento può sentirsi molto più
stanco, e affaticato. Ti sentirai quasi sempre in
uno stato costante di spossatezza. Questo si
verifica perché il processo di trasformazione del
cibo in calorie da bruciare e da trasformare in
energia necessaria al nostro corpo, è

particolarmente lento. Dunque il nostro corpo non riesce ad assumere energia in modo rapido, per questo motivo abbiamo una sensazione di spossatezza data dalla lentezza di tale processo.

 Altro sintomo è la pressione bassa: un'altra conseguenza del metabolismo lento, accompagnata costantemente dal senso di spossatezza, e la pressione bassa. Se evidenziate questo sintomo insieme a qualcun altro precedentemente elencato, allora è probabile che il vostro organismo è particolarmente pigro nel produrre l'energia necessaria. Anche la sudorazione eccessiva è un sintomo del metabolismo lento. Essere vittima spesso di sudori freddi è alquanto strano ed è un segnale della possibile presenza di un metabolismo lento. Sensibilità al freddo: Se siete particolarmente sensibili al freddo, potrebbe essere uno dei sintomi del metabolismo lento. Ciò avviene dalla presenza di una temperatura corporea piuttosto bassa, la quale causa una disfunzione. Se appena svegli il vostro corpo non supera i 36,6 gradi, probabilmente hai qualche problema a regolare la tua temperatura interna, a causa del metabolismo lento. Intestino pigro: Ebbene sì, anche chi soffre di intestino pigro si trova di fronte a un possibile sintomo del metabolismo lento. Il metabolismo lento porterà a un malfunzionamento, anche degli organi interni, in particolar modo dell'intestino. Lo stazionare, per lungo tempo delle feci all'interno di esso, può provocare una lunga serie di disturbi, come gonfiori, dolori addominali, dolori pelvici e disbiosi dell'intestino. Stitichezza: anche la stitichezza è tra i sintomi più evidenti e fastidiosi del metabolismo lento, che vanno a intaccare l'intestino, creando la stitichezza. Mangiare meno dunque non aiuterà a risolvere il problema. Sensazione di stress: assieme alla stanchezza cronica, anche la sensazione di stress potrebbe essere uno dei sintomi del metabolismo lento.

COME AUMENTARE IL METABOLISMO

Abbiamo visto quali potrebbero essere le cause del nostro continuo ingrassare. Se avete il metabolismo lento e, volete accelerarlo vi elencherò una serie di consigli per poter dimagrire in modo veloce. Mi raccomando, questi sono soltanto delle informazioni che potrebbero aiutarvi, nel caso già vi fosse stata diagnosticata la problematica del metabolismo lento. Affidatevi sempre a professionisti e specialisti, no al fai da te!

Ecco una serie di consigli che potrebbero aiutarvi ad accelerare il vostro metabolismo lento.

Fate piccoli pasti frequenti durante la giornata: aspettare troppo tra un pasto e l'altro farà sì che il nostro corpo entrerà nella modalità fame, questo non farà altro che rallentare il nostro metabolismo. Il quale cercherà di conservare l'energia per prevenire la Sensazione di fame. Alcune persone, sono capaci attraverso il digiuno di perdere peso. La pratica del digiuno è molto rischiosa. Facendo dei piccoli pasti frequenti vedrebbe che temperatura mangiare meno. Fare dai 4 ai 6 piccoli pasti giornalieri farà aumentare il vostro metabolismo. Portate con voi sempre uno snack, se la fame prende il sopravvento andrete a mangiare cose che è meglio evitare, rovinando la tua dieta.

Mangia proteine magre: la dieta ricca di proteine magre accelera il tuo metabolismo, questo inciderà il tuo corpo a richiedere una maggiore quantità di energia, per riuscire a digerire le proteine magre. Quindi via libera a tacchino, pesce, uova, legumi e tofu. I fiocchi di latte sono un'ottima fonte di proteine. Vi do una dritta: mangiate i fiocchi di latte prima di andare a dormire, in questo modo il corpo assorbirà i nutrienti molto più lentamente e, questo farà accelerare il vostro metabolismo lavorando per tutta la notte.

Insaporisci cibo con le spezie: peperoncino e pepe di Cayenna. Aggiungilo alle tue ricette e il metabolismo andrà alle stelle. I cibi piccanti hanno degli effetti benefici sul metabolismo lento, ma attenzione, chi soffre di problemi intestinali o sindrome del colon irritabile non ne abusi troppo, altrimenti potrebbe avere degli effetti indesiderati. Gli effetti del cibo piccante sono soltanto temporanei, però se aggiunti a uno o più pasti giorno, i loro benefici si prolungheranno. Tenete conto che i cibi piccanti possono indurre ad aumentare il vostro metabolismo a circa l'8 % in più.

Esercizio fisico: oltre al cibo anche l'esercizio fisico è importante. L'esercizio aerobico brucia molte calorie durante il movimento e mantiene il metabolismo accelerato anche dopo la fine dell'allenamento. Se 30 minuti sembrano troppi, poi suddividere il tuo esercizio in sezioni più brevi. Cominciando un'attività fisica, potrai notare l'aumento dell'appetito. Questo è normale, il tuo corpo ha bisogno di più carburante per affrontare il maggior consumo di calorie.

Bevi acqua: molti studi hanno dimostrato che se si ingerisce una quantità di acqua maggiore si può riuscire ad accelerare il tasso metabolico anche del 40%. Una soluzione scientifica a questo fenomeno potrebbe derivare dal fatto che il corpo tenta di riscaldare l'acqua ingerita, ma in realtà le ragioni di questo fenomeno sono ancora del tutto sconosciute. Di sicuro, bere acqua non nuocerà alla vostra salute, anzi ne gioverete beneficio anche a livello intestinale.

 Il caffè: la scienza dice che la caffeina è in grado di accelerare il nostro metabolismo. Da uno studio scientifico si è dimostrato che bere il caffè aumenta il tasso metabolico, sia nei soggetti peso forma, che nei soggetti obesi. Attenzione! Un uso eccessivo di caffeina può portare a uno stato di nervosismo, insonnia e altri effetti collaterali.

Bevi tè verde: introdurre il tè verde alla dieta assieme all'esercizio fisico, migliora il tasso metabolico. Alcune ricerche hanno dimostrato che il tè verde, combinato all'esercizio fisico garantisce risultati migliori. Assumere una tazza di tè verde al giorno, abbinato ad un'alimentazione corretta e a un regime di esercizio fisico, rederà il tuo metabolismo veloce.

No alle diete drastiche: le diete troppo restrittive, vanno a ridurre enormemente le calorie, rischiando di influenzare in modo negativo il metabolismo. Otterrete sicuramente una perdita di peso iniziale, ma costringere il metabolismo a rallentare, invece di accelerare.

A causa di queste eccessive restrizioni e alla scarsa varietà di alimenti concessi, può causare la carenza di alcuni elementi nutritivi fondamentali.

Se volete mettervi in forma lasciate perdere le pillole dimagranti. Non vi è alcuna garanzia che queste pillole funzionino e che ti aiutano realmente a perdere peso. Inoltre, a causa della grande quantità di caffeina contenuta in esse e altri ingredienti, possono anche rilevarsi pericolose. Se sei incinta o nella fase di allattamento, il tuo bisogno calorico è Superiore rispetto al normale. Dunque, prima di decidere dei tagli drastici alla dieta o eliminare particolari elementi, chiedi sempre consiglio al tuo medico. Non strafare mai, sia in termini di restrizione di alimenti e per quanto riguarda la quantità di esercizio fisico. Prima di modificare la tua alimentazione o di intraprendere una serie di allenamenti, consulta sempre il tuo medico o rivolgiti a un nutrizionista. Essi ti indicheranno la strada giusta da intraprendere per perdere peso e fare esercizio, senza il rischio di compromettere la tua salute.

IMPARA A CONOSCERE IL TUO METABOLISMO

Non c'è miglior dottore di se stessi. Quando stiamo male, siamo noi a notare i primi sintomi. Troverete elencati i sintomi che ci tengono in allerta e che ci fanno capire che nel nostro corpo c'è qualcosa che non va. Proprio in quel momento decidiamo di chiamare il nostro medico, per capire cos'è che non va nel nostro corpo. La stessa cosa vale per il nostro metabolismo. Dobbiamo comprenderlo e, capire come funziona all'interno del nostro corpo.

Ci sono molteplici fattori che condizionano il nostro metabolismo. Alcuni dipendono dalle nostre scelte, altri sono fattori che puoi controllare e modificare. Il deterioramento del nostro metabolismo è influenzato da una serie di fattori che non dipendono soltanto da noi, ma sono già presenti dentro di noi.

Età: dopo i 40 anni il sistema metabolico incomincia a rallentare del 5% ogni 10 anni. Questo avviene per la perdita di massa muscolare.

Genere: di solito gli uomini essendo più muscolosi bruciano più calorie rispetto alle donne.

Ereditarietà: Ebbene sì, è possibile ereditare il proprio tasso metabolico.

Disturbi della tiroide: ipotiroidismo e ipertiroidismo possono rallentare o accelerare il metabolismo.

Peso: nel nostro corpo umano, esistono diversi tipi di tessuti i quali possono causare il rallentamento del metabolismo in percentuali differenti. I muscoli contribuiscono a tenerlo attivo, poiché sono molto più densi. Più muscoli hai, più il metabolismo sarà veloce.

Composizione corporea: Aumentando la massa muscolare magra riuscirai ad accelerare il tuo metabolismo.

Corporatura: il tasso metabolico aumenta all'aumentare dell'altezza e della superficie corporea.

Clima e temperatura corporea: Di solito il tasso metabolico basale delle persone che vivono in clima tropicali supera quello di coloro che vivono nelle aree più temperate del 5-20%.

Questo avviene per una maggiore richiesta di energia necessaria per raffreddare il corpo. L'esercizio fisico svolto nell'acqua calda, aumenterà il carico metabolico. La percentuale di grasso corporeo e l'efficienza dell'abbigliamento indossato, determinerà la rilevanza dell'aumento del metabolismo con climi freddi. Mantenere il corpo al caldo mentre si fa esercizio fisico o siete esposti al freddo, richiede un notevole dispendio di energie.

 Un altro elemento fondamentale importante per comprendere il vostro metabolismo e il calcolo del tasso metabolico a riposo. Il calcolo del tasso metabolico a riposo a volte viene sostituito dal tasso metabolico basale. Possono

essere simili ma sono leggermente differenti.

Se vuoi perdere peso puoi calcolare sia l'uno

che l'altro. Per calcolare il tuo tasso metabolico

a riposo, puoi utilizzare l'equazione di Mifflin- St

Jeor.

Ecco la formula: RMR= 9,99W+6,25S-4,92A+166G-161

- W= peso in chilogrammi

- S= altezza in centimetri

- A= anni di età

- G= genere (1 per gli uomini, 0 per le donne).

Calcolate il vostro Tasso metabolico a riposo man mano che perdi peso. Perdendo peso il tuo metabolismo rallenta. Più è il peso che il tuo corpo deve sostenere, maggiori saranno le calorie da bruciare, anche a riposo. Quando inizi a ridurre le calorie ingerite, dimagrisci con facilità perché il tuo fabbisogno corporeo non viene soddisfatto. D'altra parte perdere peso sottopone il tuo corpo ha un carico minore, causando una riduzione delle calorie bruciate per sostenerlo.

COME CONTRASTARE L'EFFETTO YO – YO

Finalmente siamo riusciti a raggiungere il nostro peso forma, con tanta fatica e sacrificio. Adesso non resta che mantenere il peso. Magari fosse così semplice. Il più delle volte, si va incontro al cosiddetto effetto Yo-yo. Esso consiste in una oscillazione del peso in più o in meno, che si può manifestare nelle persone che hanno seguito delle diete ipocaloriche. In sostanza, seguire delle diete molto restrittive alternando periodi di regime alimentare normale, porterà o una sorta di sali e scendi, come uno yo - yo. All'origine di questo effetto, vi è sempre una dieta troppo drastica, a cui segue un aumento di peso non appena si torna a mangiare in modo normale. Le cause di questo fenomeno Sono di diversa natura, fisiologica ma anche psicologica.

Quando inizi una dieta troppo restrittiva il tuo corpo rallenta le sue attività inglobando le energie. Esso tende a conservare le riserve di grasso e a bruciare di meno. Questo avrà un effetto negativo sul tuo metabolismo, perché dopo una dieta molto squilibrata, il metabolismo rallenta. Questo fenomeno ci porterà a riprendere rapidamente peso e sarà sempre più difficile dimagrire anche in futuro. Si creerà un vero e proprio circolo vizioso, a cui contribuiscono anche altri fattori, nutrizionali, ormonali ed emotivi.

Anche il microbioma intestinale e le sue alterazioni hanno un ruolo fondamentale nel determinare l'effetto Yo-yo. Il microbioma intestinale è un insieme di microrganismi che popolano il nostro intestino è che se non in equilibrio, può compromettere il benessere e la salute di tutto l'organismo. Dunque, esiste un legame tra il microbioma intestinale e l'effetto Yo-yo. Uno studio, ha rilevato che le diete squilibrate, dove avviene l'esclusione di alcuni tipi di cibo in favore di altri, come la dieta metabolica, fa sì che la flora batterica intestinale perde la sua capacità di adattarsi a

72

diversi tipi di dieta, scatenando un infiammazione e danni metabolici, scaturendo ripercussioni negative sul peso. Lo studio, ha coinvolto dei topi, che hanno seguito una dieta in cui i cibi normali vengono alternati in modo ciclico ad alimenti ricchi di grassi. Come risultato, si sono presentate delle modifiche al microbioma intestinale, che perduravano anche dopo la perdita del peso. Questo portava i topi a riacquisire velocemente i kili persi.

Gli ormoni giocano un ruolo importante in questa problematica. Gli ormoni possono renderci molto più esposti a nuovi aumenti di peso dopo la dieta. Chiaramente ha un ruolo importante nell'effetto Yo-yo. Vi sono dietro anche ragioni psicologiche, in particolar modo la cosiddetta "alimentazione emotiva".

L'alimentazione emotiva scatena una reazione nel mangiare in modo incontrollato, non perché si ha fame, ma come risposta a una emozione negativa: rabbia, noia, tristezza. Le diete troppo drastiche, sono molto difficili da portare a termine è spesso vengono interrotte prima di raggiungere il traguardo. Questo scaturisce un senso di delusione, una perdita di autostima che soffochiamo con il cibo. Se con la dieta riusciamo a raggiungere il proprio obiettivo, l'incapacità di controllare la nostra alimentazione emotiva, può portare comunque ha un nuovo aumento di peso, a cui seguirà una

nuova dieta e così via. Insomma, una sorta di
effetto boomerang.

Come combatterlo? Per combattere l'effetto
Yo-yo è importante agire sulle scelte nutrizionali
e sulle cause psicologiche che lo scatenano.
Bisogna rivedere le proprie abitudini alimentari
e il proprio concetto di dieta, modificando
l'approccio con il cibo. Ecco alcuni consigli:

No alle diete drastiche: una dieta drastica con
poco apporto calorico non può soddisfare il
nostro fabbisogno. Oltre a esporsi al rischio di
una carenza alimentare è difficile da seguire e
da portare a termine. Non ci sono elementi o

combinazioni alimentari che favoriscono l'effetto Yo-yo, ma l'astinenza prolungata dai carboidrati, può causare uno stato di astinenza che con il tempo porta con più facilità a interrompere la dieta e a cercare di compensare la mancanza di carboidrati con degli eccessi. In sostanza una dieta sana deve comprendere tutti i gruppi alimentari, non bisogna escludere nessun tipo di alimento.

Perdi peso gradualmente: siamo convinti che mangiando poco ed eliminando alcuni cibi, ho soltanto i pasti, si dimagrisce più velocemente. Ma in realtà non è così. È meglio dimagrire gradualmente e in modo costante, con una dieta completa, equilibrata, ma soprattutto studiata per il proprio fabbisogno e le proprie esigenze. Per questo è importante che ci sia un professionista ad elaborare la propria dieta personale. Questo ci porterà al nostro obiettivo, il peso forma, e ci permetterà di mantenerlo nel tempo.

Per evitare l'effetto Yo-yo devi imparare a controllare la tua alimentazione emotiva. Ma come fare? Bisogna introdurre un approccio comportamentale. Quando ti senti a disagio, la prima cosa che fai è trovare rifugio nel cibo, pensa a un'altra attività piacevole, e sposta la tua attenzione del mangiare a qualcos'altro. Puoi fare una passeggiata, leggi un libro, chiacchiere con una amica. Distogli l'attenzione dal cibo. Non è difficile basta

volerlo.

CONCLUSIONE

Eccoci arrivati alla fine del nostro piccolo e-book sulla dieta metabolica. Abbiamo visto, come le diete a volte possono essere controproducenti a di capito del nostro fisico. Di sicuro sono un ottimo aiuto per chi vuole perdere peso, ma bisogna sempre fare molta attenzione a come si gestisce la nostra alimentazione. È molto importante, affidarsi sempre a degli esperti del settore. Le diete fai da te non sempre si rivelano salutari per noi. La dieta metabolica deve essere presa con le pinze, non bisogna esagerare. Come ogni cosa ci vuole tempo per potersi abituare. Il nostro fisico ha bisogno di tempo per abituarsi ai cambiamenti. La dieta metabolica, nasconde delle insidie che se non tenute a bada possono portare a far fronte ad altre problematiche diverse dal peso. Come ogni dieta, anche la dieta metabolica ha i suoi pregi e difetti. Se siete alla ricerca di una dieta che dia dei risultati a lungo termine la dieta metabolica non credo faccia al caso vostro, ma se volete provare a cambiare, come primo inizio, la dieta metabolica può essere un trampolino di lancio verso il cambiamento fisico. Se siete delle persone diabetiche, questa dieta non è proprio adatta a voi. Abbassa i livelli di zucchero, ma decisamente troppo. I diabetici potrebbero incorrere in casi di ipoglicemia. Se siete in gravidanza, nessuna dieta fa al caso vostro. Durante la gestazione è importante assimilare i nutrienti necessari per portare avanti una corretta gestazione del feto. Ma se siete delle persone che non hanno alcun problema, sappiate valutare voi, affidandovi sempre a degli esperti. Iniziate la fase di prova con molta cautela, e sarete voi stessi a capire se questa dieta effettivamente fa per voi. Se la dieta metabolica vi è piaciuta e volete provarla vi lascio alcune ricette facili e semplici da preparare, che potete utilizzare tranquillamente. E ricordatevi, ognuno di noi è il medico di se stesso, capirete subito se il vostro fisico non è adatto a questo tipo di dieta. La dieta giusta per voi esiste bisogna solo trovarla. Buona dieta a tutti.

LE RICETTE

Siamo giunti al termine del nostro percorso nel mondo della dieta metabolica. Come ogni buona dieta è importante seguire un'alimentazione adeguata, e perché no, seguire delle ottime ricette in base al tipo di dieta che si vuole intraprendere. Ho deciso di associare alla dieta metabolica una tabella che potrà esservi utile.

TABELLA CIBI SENZA CARBOIDRATI

CIBI SENZA CARBOIDRATI
CARNI DI TUTTI I TIPI (BIANCA E ROSSA, SELVAGGINA, ECC.)
PESCE (COMPRESI FRUTTI DI MARE E CROSTACEI)
INSACCATI E SALUMI
UOVA
FUNGHI FRESCI
OLI VEGETALI (OLIO DI OLIVA EXTRAVERGINE)
BURRO
PARMIGIANO REGGIANO E GRANA PADANO
RICOTTA
SEMI DI ZUCCA

CAFFE'
TE' (NON ZUCCHERATO)
ACQUA
SEITAN
VERDURE A FOLIA VERDE
ZUCCHINE
FAGIOLINI
CETRIOLI
TRAVANELLI
SEDANO
VCAVOLO
ASPARAGI
LATTUGA

PARMIGIANA DI PATATE

INGREDIENTI

- 800 gr di patate
- 200 gr di mozzarella
- Parmigiano
- Sale e pepe

Per la besciamella:

- 250 lm di latte
- 20 gr di farina
- 25 gr di burro

- Sale

- Noce moscata

PROCEDIMENTO

Per iniziare accendiamo il forno ventilato a 180°
C, e prepariamo la besciamella. Lavate le
patate, sbucciatele e tagliatele a fettine sottili.
Tagliate la mozzarella a fettine. Il procedimento
della besciamella è semplicissimo, basta portare
a bollore il latte insieme al burro. Dopo
aggiungete la farina, il latte, il sale e la noce
moscata. Mescolate il tutto a fuoco dolce. La
besciamella sarà pronta appena incomincerà a
restringersi. Mantenetela sul fuoco fin quando
non avrà raggiunto la consistenza desiderata.

Prendete la teglia e mettete un po' di besciamella, fate uno strato di patate, una spolverata di pepe, mettete la mozzarella, il parmigiano e un po' di besciamella. Continuate così, strato dopo strato. Infornate in forno ventilato preriscaldato a 180° C, per circa 1 ora. Se volete, potete sbollentare le patate in modo da dimezzare i tempi di cottura. Sfornate e lasciate riposare.

PIADINA

INGREDIENTI

- 500 gr di farina

- 125 gr di strutto

- 170 gr di acqua a temperatura ambiante

- 15 gr di sale

- 1,5 cucchiaini di bicarbonato

PROCEDIMENTO

Prepariamo l'impasto unendo in una ciotola la farina, il sale e il bicarbonato. Impastate e aggiungete l'acqua poco alla volta, trasferite il composto su un tavolo da lavoro e continuate a lavorare l'impasto fino ad ottenere un impasto liscio e omogeneo. Formate una palla, avvolgetela in un sacchetto alimentare e lasciate riposare per 30 minuti. Una volta passati i 30 minuti, rimuovete l'impasto dal sacchetto e dividetelo in 6 porzioni uguali. Formate con ogni porzione una pallina liscia e uniforme. Avvolgete di nuovo con il sacchetto alimentare e lasciate riposare per altri 30 minuti. Trascorso il tempo di riposo, infarinate il piano da lavoro e tirate le palline con il mattarello fino ad ottenere uno spessore di 2-3 mm. Scaldate bene una piastra e stendete uniformemente le piadine. Coppatele con un coppa pasta del diametro di 22 cm. Cuocete le padine su un lato per 2 minuti, ruotatele continuamente con una mano per assicurare una cottura uniforme. Poi rigiratele e cuocetele per 2 minuti anche dall'altro lato, fin quando non saranno leggermente dorate. Farcite a piacimento.

ORATA ALL'ACQUA PAZZA

INGREDIENTI

- 800 gr di orata

- 300 gr di pomodori ciliegino

- Prezzemolo

- 4 spicchi di aglio

- 2 cucchiai di Olio extravergine di oliva

- Sale e pepe

- Mezzo bicchiere di acqua

- Mezzo bicchiere di vino bianco

Iniziamo a pulire l'orata. Desquamate ed eliminate le pinne laterali, quelle dorsali e quelle ventrali. Praticate un taglio sulla pancia ed eviscerate l'orata. Sciacquate il pesce sotto l'acqua e pulitelo bene. Mette al suo interno il sale, uno spicchio di aglio e un paio di foglioline di prezzemolo. Prendete una pirofila, cospargetela con dell'olio extravergine e adagiate le orate. Tagliate i pomodorini a spicchi e uniteli nella profila insieme ai due spicchi di aglio restanti tagliati a fettine, il prezzemolo, il sale e il pepe, l'acqua, il vino bianco. I liquidi non devono ricoprire totalmente l'orata, ma restare a meno della metà del pesce. Infornate a forno già caldo a

220° C per 20-25 minuti. Per sapere se il pesce è cotto provate a strappare la pinna caudale, se verrà via facilmente il pesce è pronto, altrimenti lasciate ancora per qualche minuto. Quando l'orata è pronta, prendetela dalla pirofila e poggiatela su un piatto, irradiandola con il fondo della cottura e servite.

RISOTTO ALL'ARANCIA

INGREDIENTI

- 350 gr di riso carnaroli

- 1 cipolla

- 50 gr di burro

- 1 arancia

- 30 gr di grana padano

- Vino bianco

- 3 cucchiai di erba cipollina tritata

- Sale e pepe

- 1 litro di brodo vegetale

PROCEDIMENTO

Lavate l'arancia e prelevate la buccia con un pelapatate, avendo cura di non asportare la parte bianca, amara, spremete l'arancia e tenete il succo da parte. Tagliate la scorza a bastoncini fini, che faremo sbollentare leggermente con un paio di dita di acqua e poi scoliamo. Sbucciate e tritate la cipolla, fatela soffriggere nel burro fuso e aggiungete il riso che faremo tostare per qualche minuto. Sfumate con il vino bianco e aggiungete il succo di arancia. Mescolando portiamo a termine la cottura del riso, aggiungendo poco alla volta il brodo che servirà. Qualche minuto prima della fine della cottura, aggiungete le scorze di arancia, l'erba cipollina e regolate di sale e pepe se necessario. Una volta spento il fuoco aggiungete il grana padano e una noce di burro. Mantecate. Servite subito guarnendo il piatto con le fettine di scorza di arancia con un po' di erba cipollina.

COUS COUS AI FRUTTI DI MARE

INGRADIENTI

- 300 gr di cous cous

- 1 kg di cozze

- 1 kg d vongole

- 500 gr di calamari

- 400 gr di gamberi

- 50 gr di olio extravergine di oliva

- 40 gr di vino bianco

- 3 spicchi di aglio

- Peperoncino fresco

- Sale e pepe

- Menta q.b.

- 450 gr di pomodori ciliegino

PROCEDIMENTO

Incominciamo a pulire i frutti di mare. Iniziamo a pulire le vongole. Sistematele in una ciotola e coprite con acqua, poi aggiungete il sale grosso. Lasciate in ammollo per 2 ore e ogni tanto cambiate l'acqua, fin quando l'acqua non risulterà pulita e le vongole saranno spurgate.

Adesso puliamo le cozze. Eliminiamo tutte le impurità e sciacquiamo sotto l'acqua corrente. Aiutatevi con un coltellino per raschiare l'erbetta che si è forma sulla cozza. Dopo puliamo i calamari. Staccate la parte dei tentacoli strappando anche l'interno. Poi eliminiamo la penna di cartilagine e puliamo sotto l'acqua corrente. Incidete delicatamente la pelle del calamaro per poter staccare la pelle. Una volta spellati procedete a tagliarli ad anelli di circa un centimetro di spessore. Ora passiamo alla pulizia dei gamberi. Eliminate la testa, staccate le zampette e tirate via il carapace e la coda. Con una incisione sul dorso eliminate l'intestino, il filamento nero. Tagliate a metà e tenete da parte. In una casseruola capiente mettetene scaldare dell'olio con due spicchi di aglio e 1 peperoncino intero. Quando l'olio sarà caldo aggiungete le cozze e le vongole. Dopo un paio di minuti di cottura a fiamma alta, sfumate con del vino bianco. Non appena il vino sarà evaporato. Coprite la padella con un coperchio, lasciate cuocere fin quando non si saranno schiude. Una volta aperti, portate i molluschi in una ciotola, eliminate l'aglio e il peperoncino, e tenete da parte l'acqua di cottura. Versate il liquido in un colino, per eliminare ogni impurità. Adesso sgusciate i molluschi tenendone qualcuno da parte per decorazione. Versate il cous cous in una ciotola, aggiungete un filo di olio e 320 gr del liquido di cottura dei molluschi ancora bollente. Coprite con della pellicola trasparente e lasciate

riposare per 3-4 minuti. Trascorso il tempo di

riposo, il cous cous avrà assorbito

completamente il liquido, gonfiandosi.

Sgranatelo con una forchetta. Tenetelo da parte

e preparate il sughetto. Tagliate in 4 parti i

pomodorini. In una padella mettete dell'olio e

mettetelo a scaldare con uno spicchio di aglio e

un peperoncino intero. Lasciateli soffriggere per

qualche minuto. Poi aggiungete i calamari e

saltateli a fiamma viva per qualche istante.

Aggiustate di sale e pepe ed eliminate l'aglio e

peperoncino. Dopo 5 minuti di cottura unite i

pomodorini e cuocete per minuti. Ora

aggiungete i gamberetti, e cuocete per   minuto.

Aggiungete i molluschi sgusciati e attendete

qualche istante per riscaldarli un po'. Spegnete
le fiamme e versate il cous cous. Mescolate
accuratamente, e amalgamate il tutto.
Profumate con della menta tritata e mescolate
ancora. Il cous cous è pronto da servire.

QUINOA CON VERDURE

INGREDIENTI

- 200 gr di quinoa

- 100 gr di funghi champignon

- 70 gr di peperoni rossi

- 70 gr di peperoni gialli

- 150 gr di zucchine

- 100 gr di cipolle rosse

- 400 gr di acqua

- Olio extravergine di oliva q.b.

- Menta q.b.

- Sale e pepe

PROCEDIMENTO

Cominciamo pulendo le cipolle rosse, tagliamole a metà e poi a fettine sottili. Tagliate a metà anche i peperoni rossi e gialli a cubetti eliminando prima i semi interni. Tagliate a dadini anche le zucchine, pulite i funghi e tagliateli a fettine. Scaldate dell'olio in una padella e aggiungete le cipolle. Lasciate sfumare con un po' di acqua, quando diventeranno dorate, proseguite la cottura ancora per qualche minuto, fino a renderle molte tenere. A questo punto aggiungete i peperoni,

amalgamate e cuocete per un paio di minuti,
aggiungete le zucchine e i funghi. Cuocete il
tutto per 5 minuti, regolate di sale e pepe.
Otterrete delle verdure belle croccanti. Adesso
prepariamola quinoa. Sciacquatela con
dell'acqua, per eliminare lo strato di saponina,
scaldate un filo di olio sul fondo di una padella e
versateci la quinoa per tostarla. Mescolate per
non farla attaccare, regolate di sale e
continuate a cuocere con la restante acqua. Il
suo volume dovrà essere il doppio della quinoa.
Appena i semi si apriranno a fiore e l'acqua sarà
stata assorbita, la quinoa è pronta. Unite alle
verdure, amalgamate e saltate per qualche
minuto. Concludete con una manciata di

foglioline di menta per dare profumo. La quinoa
è pronta.

BURRITO DI POLLO CON GUACAMOLE AL LIME

INGREDIENTI

- 4 tortillas

- 400 gr di petto di pollo

- 80 gr d lattuga

- 150 ge di fagioli neri precotti

- 200 gr di cheddar

- 200 gr di pomodori ramati

- 1 pizzico di sale per la marinatura

- 30 gr di olio extravergine di oliva

- 10 gr di succo di lime

- 1 scorza di lime

- Sale q.b

- Peperoncino di cayenne 1 gr

- 20 gr di miele per il Guacamole al lime

- 1 avocado maturo

- 10 gr di scalogno

- 10 gr di peperoncino fresco

- 150 gr di pomodori ramati

- 10 gr di succo di lime

- 20 gr di olio extravergine di oliva

- Sale e pepe

PROCEDIMENTO

Prepariamo per prima cosa il guacamole.
Tagliate a metà l'avocado e rimuovete il
nocciolo. Con un cucchiaio raccogliete la polpa
staccandola dalla buccia e ponetela in una
ciotola. Spremete un lime, unite il succo alla
polpa dell'avocado. Mettete sale e pepe.
Adesso tritiamo finemente lo scalogno e
tagliate i pomodori a dadini. Incidete il
peperoncino verde e eliminate i semi. Tagliate il
peperoncino a listerelle e poi a dadini piccoli.
Aggiungete nella ciotola dell'avocado lo
scalogno, il pomodoro e il peperoncino tritato.
Condite con olio, mescolate e schiacciate tutto
con una forchetta. Il guacamole è pronto. Ora
prepariamo il pollo. Tagliate il pollo a

110

striscioline, ponetelo in una ciotola e irrorate con dell'olio, miele e peperoncino di cayenne con la scorza di lime grattugiata insieme al succo di lime. Mescolate bene e coprite con della pellicola. Lasciate marinare il pollo per mezz'ora. Passat mezz'ora, prendete una padella e versate il pollo con tutti i suoi succhi della marinatura. Cuocete a fiamma alta per 5-6 minuti, cosi da caramellarli. Tenete il pollo pronto da parte, e passiamo alla preparazione dei burritos. Lavate un ceppo di lattuga, e tagliate le foglie grossolanamente. Tagliate a dadini il pomodoro. Tritate il cheddar, e tenetene da parte 4 fette intere. In una piastra antiaderente scottate le tortillas su entrambi i lati, mettete al centro il cheddar tritato e lasciatelo fondere. Trasferite la tortillas su un piatto e farcitele con dell'insalata e il pomodoro. Aggiustate di sale e unite anche i fagioli neri e il pollo caramellato. Prendete i due lembi laterali della tortillas e ripiegateli sul ripieno. Prendete il lembo alla base della tortillas e ripiegatelo e proseguite avvolgendo il burritos su se stesso. Il Burritos è pronto.

RIBOLLITA

INGREDIENTI

- 350 gr di fagioli cannellini secchi

- 20 gr di olio extravergine di oliva

- 1 spicchio di aglio

- 1 rametto di rosmarino

- 2 litri d acqua

- Sale e pepe per la zuppa

- 250 gr di verza

- 300 gr di cavolo nero

- 300 gr di bietola

- 220 gr di pane raffermo

- 25 gr di olio extravergine di oliva

- 180 gr di pomodori pelati

- 1 patata

- 80 gr di cipolle

- 20 gr di carote

- 100 gr di sedano

- Sale e pepe

- Peperoncino secco q.b.

- Timo fresco q.b.

PROCEDIMENTO

Iniziamo a preparare la cottura dei fagioli
cannellini. Ponete in una ciotola i fagioli in di
per almeno una notte. Trascorso il tempo
di ammollo, prendete un tegame e scaldate
l'olio di oliva con lo spicchio di aglio è Il rametto
di rosmarino. Aggiungete i fagioli scolati,
coprite con l'acqua e cuocete per un'ora a fuoco
medio basso con il coperchio. Finita la cottura
pepate e salate. Togliete il rametto di
rosmarino, togliete una parte di fagioli e
metteteli da parte. Frullate il tutto con un
mixer per ottenere un brodo, con il quale
cuocerete la zuppa. Prepariamo il soffritto.
Usate la cipolla e tritatela, lavate il sedano e
tritatelo finemente. Pelate la carota e tagliatela

a piccoli cubetti. In un tegame scaldate 25 grammi di olio e fate soffriggere a fuoco moderato la cipolla, il sedano e le carote. Mentre il soffritto è in cottura, pelate la patata e tagliatela a dadini. Aggiungete i dadini di patata al soffritto e proseguite la cottura. Mentre la patata cuoce versate i pelati in una ciotola e schiacciateli, aggiungendoli alle verdure nel tegame. Mentre la cottura procede, prepariamo le verdure a foglia. Dividete la verza a metà e tagliate alla Julienne. Lavate e tagliate grossolanamente la bietola insieme al cavolo nero. Aggiungete la verza, bietola e il cavolo nero alla zuppa. Ora versate il brodo di fagioli che avete frullato, mescolate e coprite con il coperchio, portando il composto al bollore. Quando la zuppa bolle, togliete il coperchio e cuocete per altri 45 minuti.

Quando la zuppa sarà pronta sistemate di sale e pepe, unite i fagioli interi che avete tenuto da parte mescolate e Spegnete il fuoco. Tagliate a fette il pane raffermo e adagiate alcune feste sul fondo della zuppiera. Coprite con un paio di mestoli di zuppa, poi adagiate un altro strato di pane e ricoprite con altra zuppa. Proseguite a strati fino al termine degli ingredienti. Lasciate raffreddare a temperatura ambiente oppure ponetela in frigo con una pellicola per almeno 2 ore. Trascorso il tempo, riprendete la ribollita, il pane avrà assorbito la zuppa. Mettetela in un tegame, portatela al bollore e aromatizzate con peperoncino e foglie di timo. La ribollita è

pronta.

INVOLTINI DI MELANZANE

INGREDIENTI

- 3 melanzane

- 200 gr di yogurt greco

- 1 mazzetto di basilico

- 2 cucchiai di capperi sotto sale

- Origano q.b.

- Peperoncino piccante q.b.

- Paprika dolce q.b.

- Olio extravergine di oliva q.b.

- Sale e pepe

PROCEDIMENTO

Iniziamo affettando le melanzane, e disponiamole sulla teglia del forno. Conditele con sale, paprika, origano e, un po' di peperoncino sbriciolato. Aggiungete un filo di olio e cuocete in modalità grill per 10-15 minuti, girandole a metà cottura. Dissalate i capperi in abbondante acqua, scolateli, strizzateli e tritateli. Uniteli allo yogurt con una manciata di foglie di basilico. Quando le melanzane saranno fredde, farcitele con un cucchiaino colmo di yogurt e arrotolatele. Condite gli involtini di melanzane con un pizzico di paprika e un filo d'olio.

CARTOCCIO DI SALMONE CON GAMBERI AL BURRO DI BASILICO E PEPE VERDE

INGREDINTI

- 80 gr di burro

- 800 gr di salmone

- 2 limoni

- 12 gamberi

- Pepe verde q.b.

- Sale q.b.

PROCEDIMENTO

Iniziate lasciando ammorbidire 80 gr di burro a temperatura ambiente. Pulite il basilico, tagliate le foglie a listarella, incorporatele al burro e trasferite il composto in frigo. Lavate 2 linoni e tagliateli a fettine sottili. Affettate il salmone in 4 tranci e lavate 12 code di gambero. Preparate sul tavolo da lavoro 4 fogli di carta forno e imburrateli leggermente. Formate al centro di ciascuno uno strano di fettine di limone e adagiatevi sopra un trancio di salmone con 3 gamberi. Mettete un pizzico di sale e un po' d pepe verde. Aggiungete un cucchiaio di burro al basilico e coprite con delle fettine di limone rimaste. Chiudete bene la carta forno, formando dei cartocci. Trasferiteli su una leccarda e cuocete in forno già preriscaldato a 200° C per 8 minuti. A fine cottura sistemate i cartocci su dei piatti piani. Il pranzo è servito.

TONNO AI FERRI CON INSALATA DI POMODORO

INGREDIENTI

- 800 gr di tonno

- 500 gr di pomodori ramati

- 6 cucchiai di olio di olivo

- 4 cucchiai di aceto bianco

- 2 spicchi di aglio

- 1 rametto di prezzemolo

- Sale e pepe

PROCEDIMENTO

Mettete i tranci di tonno in un piatto grande, unite 4 cucchiai di olio e l'aceto. Girate il tonno nel condimento da entrambi i lati. E lasciatelo marinare per almeno mezz'ora. Nel frattempo spellate l'aglio e tritatelo. Lavate i pomodori, togliete i semi e tagliateli a dadini. Condite con l'olio rimasto. Un pizzico di sale, aglio e pepe. Scolate il tonno, asciugatelo e trasferitelo sulla griglia riscaldata. Cuocete per 5 minuti per lato, fin quando l'interno del tonno risulterà ben cotto. Adesso, disponete i tranci di tonno nei piatti. Adagiatevi sopra i pomodori tagliati a dadini e spolverizzate con prezzemolo tritato.

ROTOLINI DI CARPACCIO CON MOZZARELLA

INGREDIENTI

- 5 spicchi di aglio

- 200 gr di mozzarella

- 5 cucchiai di olio di oliva

- 1 cucchiaio di parmigiano

- 20 gr di pinoli

- Sale grosso q.b

- 160 gr di vitello magatello o girello

- 30 foglie di basilico

Frullate 30 gr di foglie di basilico, ben pulite e ben asciugate, con un pizzico di sale grosso, 20 gr di pinoli, mezzo spicchio di aglio, un cucchiaio di parmigiano e 5 cucchiai di olio extravergine di oliva. Frullate fino ad ottenere un pesto omogeneo. Stendete 160 gr di fettine di carpaccio su un olio di pellicola. Sovrapponete le fettine un po' e, formate un quadrato di 20 cm di lato. Spalmate il pesto e coprite con 200 gr di mozzarella di bufale tagliata a fettine sottili. Lasciate libero un lato del quadrato, di 5 cm circa. Arrotolate il carpaccio patendo dal lato lasciato libero. Chiudete la pellicola a caramella e mettete in frigo per mezz'ora. Una volta uscito dal frigo, tagliatelo a fettine, togliete la pellicola e infilzate i rotolini con degli

stecchi di legno.

TACCHINO ARROSTO CON VERDURE E FORMAGGIO

INGREDIENTI

- 8 fette di melanzana

- Sale e pepe

- 300 gr di tacchino arrosto

- Peperone q.b.

- 80 gr di fontina

- Olio di oliva extravergine q.b.

- 8 fette di zucchina

PROCEDIMENTO

Prendete due falde di peperone, 8 fette di zucchine e 8 fette di melanzane. Prendete le verdure e grigliate su di una piastra. Una volta pronte mettetele da parte. Tagliate la carne di tacchino a fette e affettate 80 gr di fontina. Prendete una teglia e spennellatela con dell'olio di oliva extravergine, disponete gli ingredienti sopra alternando il tacchino alla fontina e alle verdure, irrorate con un filo di olio, salate, pepate e mettete in forno in modalità grill, fin quando il formaggio non sarà totalmente sciolto.

POMODORI CON RIPIENO DI SALMONE

INGREDIENTI

- 450 gr di salmone

- Mezza tazza di sedano tagliato a dadini

- ¼ di tazza di peperone tagliato a dadini

- 1 cucchiaio di semi di sesamo tostati

- 4 pomodori di media grandezza

- 2 cucchiai di succo di limone

- 3 cucchiai di maionese

- 2 uova sode

- Sale e pepe

PROCEDIMENTO

Tagliate i pomodori a una altezza di ¾ e
scavate quasi completamente la polpa,
eliminando accuratamente anche i semi.
Capovolgete i pomodori e fateli scolare in un
piatto. Nel frattempo preparate il ripieno.
Mescolate in una ciotola il salmone a cubetti, il
sedano a cubetti, peperone a cubetti,
maionese, sesamo, succo di limone e, pepate e
salate a vostro piacimento. Cuocete le uova e
mettete da parte un tuorlo sodo. Tritate l'altro
tuorlo e l'albume, versateli nel composto.
Riempite i pomodori con il ripieno e guarniteli
con il turno d'uovo messo da parte.

MELE COTTE CON SALSA DI YOGURT E MANDARINO

INGREDIENTI

- 4 mele

- 1 stecca di cannella

- 6 cucchiai di acqua

- Sale

Per la salsa di yogurt e mandarino

- 2 yogurt scremati

- 4 mandarini

- 2 cucchiai di miele

PROCEDIMENTO

Tagliate a metà le mele eliminando il torsolo.
Mettetele in un tegame con la parte piatta
verso l'alto. Aggiungete l'acqua, un pizzico di
sale e cannella. Coprite il tegame e fate cuocere
lentamente per 15 minuti. Una volta cotto.
Lasciate riposare con il coperchio per pochi
minuti. Nel frattempo preparate la salsa. In una
ciotola mescolate lo yogurt con la buccia
grattugiata dei mandarini e, il loro succo.
Aggiungete il miele e mescolate dolcemente.
Servite e mele calde irrorate di un po' d'acqua

ella loro cottura, accompagnate dalla salsa di yogurt e mandarino.

www.ingramcontent.com/pod-product-compliance
Lightning Source LLC
Chambersburg PA
CBHW061351250726
48657CB00004B/1443